BEI GRIN MACHT SICH IHR
WISSEN BEZAHLT

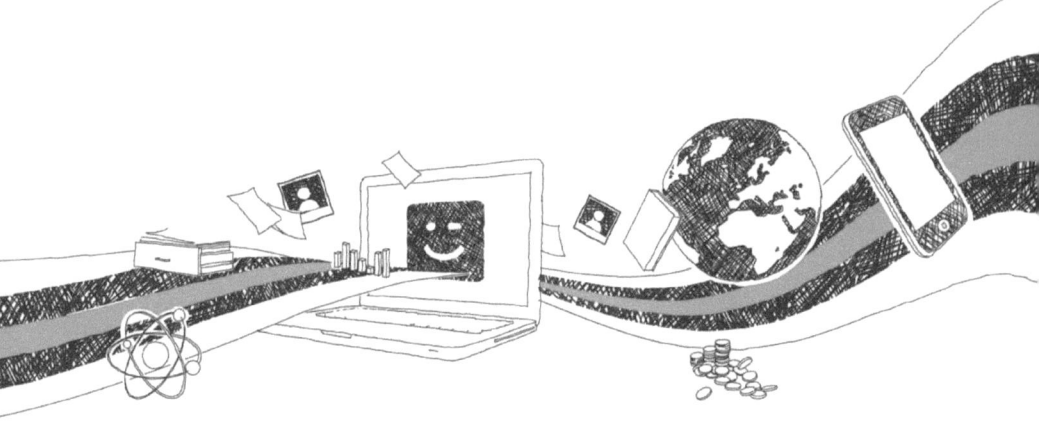

- Wir veröffentlichen Ihre Hausarbeit,
  Bachelor- und Masterarbeit

- Ihr eigenes eBook und Buch -
  weltweit in allen wichtigen Shops

- Verdienen Sie an jedem Verkauf

Jetzt bei www.GRIN.com hochladen
und kostenlos publizieren

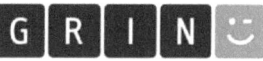

Bibliografische Information der Deutschen Nationalbibliothek:

Die Deutsche Bibliothek verzeichnet diese Publikation in der Deutschen National-
bibliografie; detaillierte bibliografische Daten sind im Internet über http://dnb.d-
nb.de/ abrufbar.

Impressum:

Copyright © 2017 GRIN Verlag, Open Publishing GmbH
Druck und Bindung: Books on Demand GmbH, Norderstedt Germany
ISBN: 9783668486744

Dieses Buch bei GRIN:

http://www.grin.com/de/e-book/370858/reptilien-in-der-tieraerztlichen-praxis-hal-
tungsbedingte-krankheiten-sowie

Nicolai Sternberg

Reptilien in der tierärztlichen Praxis. Haltungsbedingte Krankheiten sowie Aspekte von Public Health bezogen auf Zoonosen in der Reptilienhaltung

GRIN Verlag

GRIN - Your knowledge has value

Der GRIN Verlag publiziert seit 1998 wissenschaftliche Arbeiten von Studenten, Hochschullehrern und anderen Akademikern als eBook und gedrucktes Buch. Die Verlagswebsite www.grin.com ist die ideale Plattform zur Veröffentlichung von Hausarbeiten, Abschlussarbeiten, wissenschaftlichen Aufsätzen, Dissertationen und Fachbüchern.

Besuchen Sie uns im Internet:

http://www.grin.com/

http://www.facebook.com/grincom

http://www.twitter.com/grin_com

Reptilien in der tierärztlichen Praxis

-Vorstellungsgründe haltungsbedingter Krankheiten sowie Aspekte von Public Health bezogen auf Zoonosen in der Reptilienhaltung

-Nicolai Sternberg, Doktorand St. Elisabeth Universität Bratislava

Inhalt

1 Einleitung

In diesem Werk soll das Thema Reptilien als Patienten in der alltäglichen tierärztlichen Praxis im Hinblick auf Vorstellungsgründe und vor allem auf haltungsbedingte Krankheitsursachen und zoonotischen Gesichtspunkten behandelt werden.

Da die Klasse Reptilia einen großen Umfang an Spezies umfasst, sollen in dieser Arbeit lediglich auf einige Spezies, die häufig in der tierärztlichen Praxis vorgestellt werden, eingegangen werden. Dies sind vor allem europäische Landschildkröten (Testudo), nordamerikanische Wasserschildkröten (Trachemys), Agamen (Pogona), Leguane (Iguana iguana), Lidgeckos (Eublepharis) sowie Riesenschlangen (Boidae). Auch soll der Schwerpunkt klar auf die Krankheitsursachen gesetzt werden, die primär haltungsbedingt auftreten.

Die artgerechte Haltung ist gerade bei Reptilien in menschlicher Obhut ein zentrales Thema, da gerade durch Haltungsfehler und falsche Ernährung viele Krankheiten sowie Krankheitsbilder ausgelöst werden. Optimalerweise sollte reptilienspezialisierte Veterinärmedizin vor allem Prophylaxemedizin darstellen, jedoch sind die Erfahrungen aus der eigenen Praxis dahingehend, dass weiterhin die falsche Haltung und Ernährung ein großes Problem darstellen und so zu nachfolgenden Erkrankungen führen. Im Rahmen der haltungs-, bzw. ernährungsbedingten Krankheitsursachen sollen die häufigsten Vorstellungsgründe dargestellt werden. Für weitere Krankheitsursachen sei auf weitergehende Fachliteratur verwiesen.

Zu guter Letzt soll auf zoonotische Gesichtspunkte zu sprechen kommen, da dies im Rahmen einer menschlichen Obhut ein immer wiederkehrendes Thema in öffentlichen Diskussionen darstellt.

2 Reptilien in menschlicher Obhut

2.1 Taxonomie

Reptilien stellen eine eigene Klasse mit 4 Ordnungen mit ca. 9900 Spezies in der Taxonomie der Vertebraten dar. Reptilien sind meist tetrapode Vertebraten, die alle poikilotherm (ectotherm), also wechselwarm sind.

Sie besiedeln nahezu alle Lebensräume der Erde mit Ausnahme der Polregionen sowie Regionen oberhalb der Schneegrenzen. Im Gegensatz zu Amphibien haben Reptilien amniotische Eier bzw. produzieren Eihüllen und haben kernhaltige Erythrozyten und unterscheiden sich so deutlich von Säugetieren und Vögeln.

Die phylogenetisch älteste Ordnung ist Chelonia (Schildkröten). Diese unterteilt sich in die Pleurodira (Halswender) und die Cryptodira (Halsberger) mit ca. 310 rezenten Arten. Die Familie Testudinidae stellen die eher landbewohnenden, ariden Spezies dar. Darunter fallen die europäischen Testudospezies. Die Familie Emydidae stellen die an Süßwasser adaptierten Spezies dar wie die Schmuckschildkröten.

Eine weitere Ordnung ist die Crocodylia mit den Familien Alligatoridae (Alligatoren und Kaimane), Crocodylidae (Krokodile) sowie Gavialidae (Gaviale). Diese Familien sind jedoch in der tierärztlichen Praxis eher die Ausnahme.

Auch die Ordnung der Rhynchocephalia (Brückenechsen) sind keine häufigen Vertreter in der Praxis.

Größte Ordnung der Reptilien stellt die Ordnung der Squamata (Schuppenkriechtiere) dar. Die Unterordnungen Amphisbaenia (Doppelschleichen), Sauria (Echsen) sowie Serpentes (Schlangen) werden unterschieden. Zu den Sauria werden die Agamidae (Agamen), Euplepharidae (Lidgeckos), die Iguananidae (Leguane) gezählt.

Zu den Serpentes gehören die Boidae (Riesenschlangen), die häufige Vertreter des Patientenguts sind.

2.2 Häufig gehaltene Spezies

Nachfolgend sollen kurz die häufig gehaltene Spezies und damit die häufiger vorgestellten Patienten vorgestellt werden, auf welche dann bei den Vorstellungsgründen eingegangen werden soll.

Von der Ordnung Chelonia werden von den Testudinidae oft Vertreter der Gattung Testudo wie Testudo hermanni (Griechische Landschildkröte) oder Testudo marginata, Testudo graeca, Testudo horsfieldii als Patienten vorgestellt. Die Gattung der Europäischen Landschildkröten werden unter ähnlichen, wenn auch nicht gleichen Haltungbedingungen

4

gehalten. Auch die Ernährung kann als ähnlich beschrieben werden.

Die Familie der Emydidae präsentieren sich in der tierärztlichen Praxis meist durch die Buchstaben-Schmuckschildkröten der Gattung Trachemys wie Trachemys scripta scripta (Gelbwangen-Schmuckschildkröte) oder die Trachemys scripta elegans (Rotwangen-Schmuckschildkröte). Die Haltungsbedingungen für semi-aquatile und aquatile Spezies unterscheiden sich sehr stark von denen der ariden Spezies. Ebenso ist die Ernährung dieser Arten deutlich unterschiedlich, da sie meinst omnivor bis carnivor sind, die Landschildkröten sind pflanzenfressend. Dazu kommt, dass Europäische Landschildkröten im Außengehege am besten mit Frühbeet gehalten werden sollten. Die aquatilen Spezies werden meinst in Aquaterrarien gehalten. Eine Hibernation (Winterruhe) sollte ebenfalls eingehalten werden.

Weitere häufige vertretene Spezies sind aus der Familie Agamidae Pogona vitticeps (Streifenköpfige Bartagame) sowie Pogona henrylawsoni (Zwergbartagame), bei den Leguanartigen vor allem Iguana iguana (Grüner Leguan). Häufig vorgestellte Geckoartige sind Eublepharis macularius (Leopardgecko). Diese werden in Terrarien gehalten. Jede Spezies weist eigene Haltungsbedingungen sowie Charakteristika der Ernährung auf. Temperaturen sowie Luftfeuchtigkeit der Terrarien sind auf jede Art abzustimmen und Spezialliteratur zu entnehmen.

Bei den Riesenschlangen stellen Python regius (Königspython) sowie Boa constrictor (Abgottschlange) und Boa imperator (ehemals B. c. imperaor) die häufigsten Patienten dar. Auch Riesenschlangen werden in Terrarien gehalten, wobei auch bei diesen Spezies auf unterschiedlichen Temperaturen und Luftfeuchtigkeiten geachtet werden muss.
Anhand dieser Spezies sollen die häufigsten haltungsbedingten Erkrankungen nachfolgend vorgestellt werden.

3 Vorstellungsgründe und haltungsbedingte Krankheitsursachen

3.1 Chelonia (Schildkröten)

Europäische Landschildkröten:

3.1.1. Metabolic bone disease:

Reptilien werden sehr häufig mit Knochenstoffwechselstörungen in der tierärztlichen Praxis vorgestellt. Die Definition dieser Störungen ist uneinheitlich und die Bedürfnisse an Kalzium und Vitamin D3 bei Reptilien sind immer noch weitgehend unbekannt (Mader, 2005). Alle Erkrankungen des Knochenstoffwechsels der Reptilien werden deshalb unter dem Überbegriff Metabolic Bone Disease (MBD) zusammengefasst, zuvor wurde oft der Begriff Osteodystrophia fibrosa verwendet (Baumgartner & Gabrisch, 2008). Die Ursache dieser Krankheit beinhaltet eine Störung des Kalziumhaushalts, die jedoch wiederum mehrere Ursachen haben kann. Es wird ein Ca:P-Verhältnis von 1:1 bis 2:1 als ideal in der Nahrung von Reptilien angesehen. Gerade in der Wachstumsphase kann davon ausgegangen werden, dass ein vermehrter Ca-Bedarf entsteht. MBD kann differenziert werden in ernährungsbedingten sekundären Hyperparathyreoidismus sowie in renalen sekundären Hyper-parathyreoidismus.

Der ernährungsbedingte sekundäre Hyperparathyreoidismus (Synonyme: NSHP (=nutritional secondary hyperparathyroidism) und fibröse Osteodystrophie) (Kölle, 2013). Die NSHP ist die Folge einer Kombination fehlerhafter Haltungs- und Ernährungsbedingungen. Die Ursachen sind entweder eine ungenügende Kalzium- oder Vitamin-D3-Versorgung, ein falsches Ca:P-Verhältnis in der Ernährung, der Mangel oder das völlige Fehlen von natürlichem Sonnenlichts (UV-Strahlung, vor allem des UVB-Bereichs von 290-320nm) (Göbel, 2009). UV-B-Licht ist für den Knochen- und Panzeraufbau bei Echsen wie auch bei Schildkröten unerlässlich. Das UV-Licht wird von spezialisierten Hautzellen aufgenommen, die aus den inaktiven Vorstufen von Vitamin D3, aktives Vitamin D3 (Calcitriol) bilden, welches notwendig ist, damit aus dem Darm Calcium resorbiert werden kann (Schneller & Pantchev, 2011). Calcium ist unverzichtbar für viele Funktionen im zellulären Stoffwechsel. Bei Fehlen von UV-B- Licht, Vitamin D oder Calcium ist der Ca-Stoffwechsel nicht gewährleistet, es kommt zu einer Hypocalcämie und damit zu einer mangelhaften Kalzifizierung des Knochen und es kann zu der klinischen Ausprägung der MBD kommen. Ein Vitamin D-Mangel wird bei Jungtieren Rachitis bei adulten Tieren Osteomalazie genannt.

Häufige Symptome sind verzögertes Wachstum, Bewegungsunlust, Lahmheiten, gummiartig verbiegbare Gliedmaßen oder Kiefer, eine Deformierung der Wirbelsäule sowie bei Schildkröten ein weicher, eindrückbarer Panzer oder verformter oder konvex verformter Carapax (budding), fehlende Aktivität, Apathie und Inappetenz.

Häufig sind die Symptome nicht therapierbar oder nur in Grenzen durch korrekte Haltung (Außenhaltung während der Sommermonaten) und adäquate Ernährung zu Verbesserung.

3.1.2. Gicht:

Diese Krankheit tritt vor allem bei in menschlicher Obhut gehaltenen Reptilien auf, kann jedoch auch bei freilebenden Reptilien auftreten. Auch bei prähistorischen Reptilien wie dem Tyrannosaurus rex soll Gicht vorgekommen sein. Häufige Patienten sind Europäische Landschildkröten (Kölle, 2000).

Eine Gicht kann primär durch Enzymdefekte oder sekundär durch vermehrtes Auftreten von Nukleinsäuren auftreten („Kim Oliver Heckers - hundkatzepferd", o. J.). Bisher konnten beim Reptil keine gesicherten Nachweise einer primären Gicht erfolgen. Bei einer Gicht kommt es zu vermehrter Ablagerung von Harnsäure und harnsauren Salzen in Organen. Harnsäure ist das Endprodukt des Purinstoffwechsels und kann auf zwei Wegen entstehen. Der De-Novo-Weg bildet aus Nicht-Purinen in der Leber Purine. Der Salvage-Weg bildet Purinbasen aus endogenen sowie exogenen Nukleinsäuren. Danach wird die Purinbase Adenin über Hypoxanthin durch die Xanthin-Oxidase zu Xanthin und Guanin verstoffwechselt. Xanthin wird dann weiter durch die Xanthin-Oxidase zu Harnsäure abgebaut (Dantzler, o. J.). Vor allem bei aride lebenden Reptilien ist das Endprodukt Harnsäure und weniger der bei Säugetieren vorkommende Harnstoff (Schmidt-Nielsen, B). Eine vermehrte Produktion von Harnsäure kann als Ursache oftmals proteinreiches Futter (z.B. Katzenfutter), Dehydratation, jedoch auch nephrootoxische Medikamente, Haltung unter dem Temperaturoptimum sowie andere Nierenerkrankungen sein. Es wird nach Ablagerungsort der Harnsäure zwischen der viszeralen und der Gelenkgicht unterschieden.

Eine Therapie kann durch Allopurinolgaben (Xanthin-Oxidase-Hemmer) mit der Dosierung 15-50mg/kg versucht werden, jedoch ist vor allem eine artgerechte Haltung und Fütterung und somit eine vermehrte Proteinzufuhr zu verhindern anzustreben.

3.1.3. Hypervitaminose A:

Bei Landschildkröten tritt häufiger eine Hypervitaminose A auf. Ursachen sind Fütterungsfehler sowie iatrogene Ursachen durch Vitamin-A-Gaben per Injektionen. Häufige Gründe für eine Falschfütterung ist eine falsche Anwendung von Vitaminsupplementierungen, die in öligen und wässrigen Lösungen erhältlich sind. Hier kommt es zu Überdosierungen gerade durch wässrige Lösungen, die besser im Darm der Schildkröten resorbiert werden. Auf eine Überdosierung von Vitamin A reagieren Landschildkröten sehr empfindlich und sind dafür anfälliger als andere Spezies. Es wird angenommen, dass Landschildkröten eine geringere Bindungskapazität für Vitamin A in der Leber haben und so schneller eine Intoxikation entsteht.

Aus der Anamnese ist eine Überdosierung zu entnehmen. Die gutgemeinten „Vitaminspritzen" oder „Aufbauspritzen" bei einem nicht reptilienkundigen Tierarzt oder das übereifrige Supplementieren mit vielen verschiedenen Vitaminpräparaten sind ein deutlicher Hinweis. Eine Übersteigerte Gabe von Vitamin A führt als Konsequenz zu Epitheldegenerationen wie Akanthose, Parakeratose und führt zu Proliferation vom Stratum germinativum.

Mögliche klinische Symptome sind hochgradige Dermatitiden, die vor allem im Bereich des Halses und Gliedmaßen auftritt. Die Haut kann sich dabei einschließlich der tiefsten Schichten von Körper lösen. Es handelt sich hierbei teilweise um einen vollständigen Verlust des Epithels, was zu großflächigen offenen und schmerzhaften Wunden führt. Außerdem sind systemisch Inappetenz und Apathie zu sehen. Zuerst löst sich die Haut trocken ab, danach folgt meist eine Blasenbildung und eine Freilegung des darunterliegenden Gewebes in Form von grauen, rötlichen Arealen. Das ungeschützte Gewebe ist anfällig für sekundären Infektionen. Die beschrieben Symptomatik tritt oftmals ca. 10-14 Tage nach Überdosierung auf.

Die Therapie ist aufwendig und sehr langwierig und entspricht der einer Brandwunde. Lokal muss das Gewebe vor Infektion geschützt werden und bestehende Infektionen behandelt werden. Der Kreislauf des Tieres muss unterstützt werden um das Allgemeinbefinden zu verbessern, Analgetika sind häufig ratsam (Kölle, 2013, S. 133).

3.1.4. Jodmangel:

Landschildkröten können an einem Jodmangel leiden, wenn in der Ernährung Futterpflanzen aus Jodmangelgebieten verfüttert werden. In Regionen in Süddeutschland können die Futterpflanzen, wie Kräuter oder Gemüse, wenn sie in den eigenen Gärten gewonnen werden, einen geringeren Jodgehalt aufweisen und so langfristig bei den Tieren einen Jodmangel verursachen. Eine weitere Ursache kann die Aufnahme von strumigenen Futterpflanzen sein. Strumigene Wirkstoffe können in Kohlsorten vorhanden sein und können auf hauptsächlich 3 Wegen in den Stoffwechsel einwirken. Abgesehen von der Hemmung der Schilddrüsenhormonsynthese, führen vor allem die Hemmung der Jodaufnahme und die Hemmung der Bildung von organischen Jodverbindungen dann auch sekundär zu einem Jodmangel. Die Hemmung der Jodaufnahme erfolgt durch Thiocyanate, die bei der Verstoffwechslung von Senfölglycosiden entstehen können. Hierbei verhindern die Thiocyanate mittels kompetitive Hemmung reversibel die Iodination, also die Aufnahme von Jod in die Schilddrüse. Durch erhöhte Jodgabe kann dieser Effekt gemindert werden. Die Hemmung der Bildung von organischen Jodverbindungen beruht auf der Hemmung der Thyreoperoxidase und verhindert so die Katalysierung vom Stoffwechsel der Jodspeicherung während der Iodisation der Thyreoglobulinen.

Die Tiere können klinisch verringerte Aktivität und auch eine vergrößerte Schilddrüse (Struma) zeigen. Therapeutisch ist eine Zufuhr von Jod von 0,3mg/kg zu empfehlen. Dies kann durch Zugabe von Kaliumjodid in Badewasser oder oral erfolgen. Auch kann Seealgenmehl in geringer Dosierung zugegeben werden (Kölle, 2013, S. 139).

Nordamerikanische Buchstaben-Schmuckschildkröten:

3.1.5. Hypovitaminose A:

Eine Unterversorgung mit Vitamin A (hierzu zählen mehrere chemische Verbindungen der Retinoide, die aus der Nahrung aufgenommen oder aus Retinoiden synthetisiert werden) ist ein häufiges haltungsbedingtes Problem, welches durch eine Fehlernährung, häufig durch einen einseitigen Ernährungsplan entsteht. Oftmals werden Wasserschildkröten nur carnivor ernährt. Daher kommt es durch mangelnder pflanzlicher Nahrung zu einem Mangel an Retinoiden.

Es kommt im Zuge dieser Hypovitaminose zu einem systemischen Krankheitsbild mit einer starken Ausprägung durch eine Otitis media sowie durch Lidödemen. Die Therapie besteht kausal in einer artgerechten omnivoren Ernährung (Wildkräuter, Wasserlinsen) sowie lokalen sowie systemischen Vitamin A- Gaben. Außerdem müssen lokal oftmals die eitrigen Massen an den Augenlidern unter Lokalanästhesie entfernt werden (Pees, 2015).

3.1.6. Hypovitaminose-E:

Ein Mangel an Vitamin-E tritt überwiegend bei Wasser- und Sumpfschildkröten auf. Hier führt eine übermäßige und einseitige Ernährung mit fettem Fisch und zu geringer Gabe von pflanzlichen Futter zu schwerwiegenden Erkrankungsbildern wie Herzmuskeldystrophie, in leichteren Fällen zu Steatitis. Auch bei Leguanen, Waranen und Krokodilen sind Vitamin-E-Mangel durch Fütterungsfehler beschrieben (Paterson, 2008, S. 113).

Vitamin E ist ein Überbegriff einer chemischen Gruppe von Tocopherolen, Tocomonoenolen und Tocotrieenolen. Diese haben einen hydroxylierten Chromanring als Grundgerüst. Chemische Eigenschaften sind die antioxidantischen und so membranenstabilisierenden Wirkungen. Hauptfunktionen im Körper hat Vitamin E als Radikalfänger, ist an der Steuerung von den Keimdrüsen beteiligt und kann cholesterolsenkende Eigenschaften besitzen. Es wird nur von photosynthetisch aktiven Organismen produziert, wie Pflanzen und Cyanobakterien.

Klinische Symptome eines Vitamin-E-Mangels sind perakute Todesfälle, kardial bedingte Ödeme auf Grund der Herzmuskeldystrophie sowie Knoten im Fettgewebe der Tiere.

Die Therapie besteht aus parenteralen Vitamin-E-Präparaten auch oftmals sinnvoll in Kombination mit Selen. Eine Fütterungsoptimierung ist unumgänglich, hier sollte auf abgelagerten, älteren gefrorenen Fisch verzichtet werden und hochwertige pflanzliche Öle sowie ausreichend pflanzliche Nahrung angeboten werden.

3.1.7. SCUD (Septicaemic cutaneous ulcerative disease):

SCUD ist eine sehr häufig auftretende haltungsbedingte Erkrankung bei aquatilen Arten bei der ulzerative, nekrotische Veränderungen des Panzers und der Haut symptomatisch sind. Auch eine ernährungsbedingte Beteiligung ist in Diskussion. Hierbei handelt es sich um eine Mischinfektion bei der häufig die Erreger Beneckia chitinovora sowie gramnegative Citrobacter und Serratia sp. nachgewiesen werden (Hoppmann & Barron, 2007).

Ursächlich sind oft falsche Wassertemperaturen, schlechte Wasserqualität (zu hohe Nitrat/Nitritwerte) sowie eine übermäßige Ernährung mit Krabben möglich. Therapeutisch sind die Haltungbedingungen vor allem die Wasserparameter des Aquaterrariums zu verbessern sowie auf eine ausgewogene, vielfältige Ernährung zu achten. Lokal ist meist unter Allgemeinanästhesie die nekrotischen Bereiche des Panzers oder der Haut zu entfernen. Außerdem ist oftmals eine systemische und lokale Antibiose sowie Analgesie angezeigt.

3.1.8. Pneumonie:

Eine Pneumonie ein eine häufige Erkrankung meist infektiöser Ursache, die jedoch im Ausgang durch eine schlechte Haltung begründet ist und somit eine sekundäre Folge ist. Häufige Symptome ist eine abnormale Schwimmhaltung, die durch eine nicht symmetrische Belüftung der Lungen erzeugt wird. Diese Symptomatik kann jedoch auch bei Tympanien des Magen-Darm-Trakt vorliegen und macht eine sorgfältige Diagnostik mittels Bildgebung unumgänglich. Eine Pneumonie bakterieller Herkunft ist nach Antibiogramm und folgendem Antibiotikum zu therapieren. Es ist aber vor allem zu hinterfragen welche Haltungsparameter und Ernährungsparameter zu verbessern sind. Auf Grund von falscher Haltung haben die Tiere oftmals keine optimale Temperaturen für ihren Stoffwechsel oder erfahren dadurch einen chronischen Stress. Chronisches Stressgeschehen führt langfristig zu einer Immunsuppression, also zu einer Herabsetzung der Aktivität und Effektivität des Immunsystems. Als Folge können auch fakultative Infektionserreger eine klinische Symptomatik verursachen wie eine bakterielle Pneumonie.

Die Anamnese der Haltungsbedingungen ist also die Grundvoraussetzung für eine erfolgreiche Therapie und auch der Verhinderung von Rezidiven. Oftmals zeigen sich Fehler in der Art der Überwinterung, in der Temperierung des Aquaterrariums oder es zeigt sich ein starker Parasitenbefalls. Reptilien in menschlicher Obhut zeigen, bedingt durch den erhöhten Infektionsdruck in den räumlich begrenzten Terrarien, häufig Parasitosen, die oftmals starke negative Folgen haben können. Daher sind wiederum folgende Sekundärinfektion bakterieller Herkunft keine Seltenheit. Weitere Haltungsfehler sind fehlende Möglichkeiten des Abtrocknens der Tiere. In freier Wildbahn werden Sumpfschildkröten regelmäßig beim Sonnenbaden beobachtet, dies hat große Relevanz bei der Thermoregulierung und ist somit für den ganzen Metabolismus nötig. Außerdem ist es für die Panzergesundheit nötig eine tägliches Abtrocknen zu gewährleisten, um mikrobielle Übersiedelung zu verhindern. Sonnenplätze sind leicht in Terrarien zu installieren, werden jedoch häufig vergessen, da irrtümlich vom Besitzer angenommen wird, die Tiere bräuchten nur einen Lebensraum unter Wasser.

Auch ist eine artgerechte Ernährung grundlegend wichtig für die Gesundheit und somit für das Immunsystem. Eine ausgewogene Ernährung, also ein breites Spektrum ist für omnivore Spezies sehr wichtig. Es sollte also eine breite Palette von tierischer sowie pflanzlicher Nahrung bereitgestellt werden.

3.2 Sauria (Echsen)

Bartagame:

3.2.1 Metabolic bone disease bei Echsen:

Viele Patienten des Spezies Pogona vitticeps sowie P. henrylawsoni werden mit MBD vorgestellt. Die pathologischen Vorgänge sind mit denen der Landschildkröten vergleichbar, doch ist Ursache der falschen Haltung zu unterscheiden. Während Landschildkröten in den wärmeren Monaten im Freigehege zu halten sind, werden Bartagamen ganzjährig im Terrarium gehalten. Hier besteht also von vornherein keine Möglichkeit dem Tier natürliches UV-Licht zuzuführen. Daher muss auf artgerechte Lichtquellen geachtet werden mit denen der Bedarf an Wärme, Helligkeit und UV-Licht gedeckt wird.

12

Ernährung, UV-Licht-Mangel. Nur durch eine artgerechte UV-B-Bestrahlung kann für eine ausreichende Vitamin D3- Synthese gesorgt werden. UV-B-Strahlen nehmen im elektromagnetischen Spektrum den Wellenlängenbereich von 280 bis 320nm ein. Die Synthese des biologisch aktiven 1,25(OH)2-Cholecalciferols (Calcitriol) findet bei Reptilien, ähnlich wie auch bei den Säugetieren, in mehreren Syntheseschritten statt (Carman, Ferguson, Gehrmann, Chen, & Holick, 2000). Trifft Strahlung mit einer Wellenlänge von 290-315nm auf die Haut, so wird die Umwandlung fotochemisch und temperaturabhängig von 7-Dehydrocholesterol (Provitamin D3) zu Präcalciferol (Prävitamin D3) induziert ("Spectral irradiance of fluorescent lamps and their efficacy for promoting vitamin D synthesis in herbivorous reptiles.", o. J.).

Die Vitamin-D3-Synthese hat ihr Maximum bei etwa 297nm.

Das ultraviolette Licht wird in drei Bandbreiten unterteilt, das UV-A (320-400nm), UV-B (290-320nm) (Ferguson et al., 2010) und UV-C (100-290nm) (Göbel & Ewringmann, 2005). Das Vorhandensein von UV-Licht führt bei Reptilien zu verbessertem Wohlbefinden, einige Spezies werden vitaler sowie aktiver nach UV-Exposition (Adkins, Gyimesi, 2003). Strahlende Farben des Schuppenkleids, Appetit und Reproduktionsverhalten nehmen bei vielen Reptilien durch die UV-Exposition zu, die Tiere machen generell einen gesünderen Eindruck (Köhler, Grießhammer, & Schuster, 2013).

Da Bartagamen oft als Einsteigerspezies der Reptilienhaltung bezeichnet werden, wird oft bei der Anamnese der Haltungsbedingungen beim Tierbesitzer augenscheinlich, dass oftmals einfache handelsübliche Leuchtmittel verwendet werden, die keine ausreichende UV-B-Strahlung bieten. Bei der Wahl des richtigen Leuchtmittels stehen Leuchtstoffröhren, Quecksilber-Dampflampen, LED-Lampen und andere Versionen zu Auswahl. Hierbei sollte eine fachlichen Beratung in Anspruch genommen werden, und darauf geachtet werden Leuchtmittel speziell für Wüstenreptilien zu verwenden. Außerdem muss auf den richtigen Installationsabstand im Terrarium geachtet werden. Eine fensternahe Position und somit Sonnenexposition des Terrariums sollte unterbleiben, da Fensterglas oder Plexiglas das UV-Licht herausfiltert und eine solche Position die Gefahr einer Überhitzung birgt. Zusätzlich zur korrekten Strahlenexposition der Tiere sollte auch auf eine bedarfsdeckende Versorgung mit Calcium sowie von oraler Vitamin D -

Supplementierung geachtet werden um so Metabolic bone disease zu vermeiden.

Grüner Leguan:

3.2.2. Haltungsfehler beim Leguan:

Iguana iguana (Grüner Leguan) ist ein häufiger Patient in der alltäglichen tierärztlichen Reptilienpraxis. Die enormen Kosten die bei Unterbringung und Versorgung der Tiere auftreten, werden bei der Anschaffung häufig unterschätzt. Häufige prinzipielle Fehler sind bei der Haltung von Leguanen 1. mangelnde Größe und Strukturierung der Terrarien. 2. fehlerhafte Ernährung. 3. fehlerhafte/ungenügende Leuchtmittel. Die mangelnde Größe und Strukturierung führt schnell zu weiteren Folgeproblemen: Einzelhaltungen führen zu Verhaltensproblemen wie Aggressionen, mangelnder Raum bei Gruppenhaltungen zu Revierkämpfen und Problemen beim Paarungsverhalten. Eine artgerechte Haltung eines Grünen Leguans erfordert große Terrarien, die Klettermöglichkeiten, Ruheplätze in lichtexponierten Höhen bieten. Auf eine ausreichende Strahlungsintensität sowie ausreichendes UV-Licht ist zu achten um MBD vorzubeugen. Der Grüne Leguan ist ein soziales Reptil, daher ist eine Gruppenhaltung im richtigen Geschlechterverhältnis sehr wichtig. Ein breites natürliches Nahrungsspektrum anzubieten ist nicht immer möglich. Doch sollte eine artgerechte Ernährung durch eine herbivore Diät auch bei juvenilen Tieren durchgeführt werden. Dabei ist der Gastrointestinaltrakt auf Fermentation von Zellulose im Dickdarm ausgelegt, die durch Bakterien durchgeführt wird. Der neuro-hormonelle Einfluss auf die Nahrungsverwertung ist bei Leguanen deutlich ausgeprägt, d.h. die Verdaulichkeit der Diät ist maßgebend von der Umgebungstemperatur jedoch auch von der Lichtintensität abhängig. Es zeigt sich das Haltungsbedingungen sowie artgerechte Ernährung Hand in Hand gehen. Häufige Folgeerkrankung einer falschen Ernährung ist die Gicht, da oftmals eine proteinhaltige Diät verfüttert wird.

Leopardgecko:

3.2.3. Bißverletzungen:

Ein häufiger Vorstellungsgrund bei der Haltung von Euplepharis macularius (Leopardgecko) stellen Bissverletzungen, die sich die Tiere gegenseitig zufügen, dar. Hierbei kommt es durch Überpopulation im Terrarium zu Revierkämpfen oder auch

Kämpfen um Futter oder die Gunst von Weibchen in der Paarungszeit. Oftmals beißen die physisch stärkeren Männchen die Unterlegenen an Kopfoberseite sowie Schwanzansatz. Sie verbeißen sich in das Körperteil und vollführen eine rotierende Bewegung, ähnlich wie Krokodilartige dies bei der Jagd zeigen. Dabei können die Haut, jedoch auch Muskulatur sowie Fettgewebe des Schwanzes verletzt werden. Die Verletzungen können auch tödlich enden. Je nach Schweregrad der Läsion ist sogar eine chirurgische Behandlung nötig, gerade wenn es sich um tiefe Rissverletzungen am Schwanzansatz handelt. In leichteren Fällen ist eine lokale Wunddesinfektion nötig.

Wichtigste Maßnahmen ist die artgerechte Haltung in der richtigen Gruppenzusammensetzungen. Es wird empfohlen mindestens im Verhältnis 1,2 oder 1,3 (also 1 Männchen mit 2 bzw. 3 Weibchen) zu halten. Auch eine Pärchenhaltung ist nicht angeraten, da in der Fortpflanzungzeit das Weibchen so sehr großen Stress durch das Männchen ausgesetzt werden kann.

3.3 Serpentes (Schlangen)

Boa constrictor und Python regius:
3.3.1. Gicht bei Riesenschlangen:
Die Gicht spielt bei haltungsbedingten und ernährungsbedingten Erkrankungen bei den Riesenschlangen eine große Rolle (Kölle, 2000).

Hauptursachen sind dabei ein chronischer Wassermangel der Tiere sowie ein falsches Temperaturmanagement im Terrarium. Außerdem ist eine einseitige Ernährung eine mögliche Krankheitsursache.

In menschlicher Obhut wird den Tieren oft ein Wassergefäß als Wasserquelle angeboten, was jedoch für viele Spezies nicht der natürlichen Wasseraufnahme entspricht. Tiere in freier Wildbahn regulieren ihren Wasserhaushalt auch durch Aufnahme von Flüssigkeit in Form von Morgentau auf den Blättern oder Gräsern. Wasserstellen wie Flüsse oder Seen werden von vielen Schlangenspezies nicht häufig frequentiert auf Grund von Gefahr von Beutegreifern. Angebotene Wasserstellen sollten jedoch auf jeden Fall den Tieren entsprechend ihres Aktivitätszyklus (Python regius dämmerungs-, sowie nachtaktiv) ohne

15

Stress dem Tier zur Verfügung stehen. Bei ausgesetztem Stress wie Überpopulation des Terrariums oder häufiges Hantieren mit den Tieren kann eine verminderte Wasseraufnahme auftreten, was eine Gicht begünstigen kann.

Ein weiterer wichtiger Punkt sind das richtige Temperaturmanagement des Terrariums. Die häufige Annahme der Besitzer, dass Reptilien es möglichst warm mögen, ist fehlerhaft und sehr unspezifisch. Jede Spezies hat seine Vorzugstemperaturen, die in einem Temperaturgefälle im Terrarium angeboten werden sollten.

Auch die Luftfeuchtigkeit ist von Spezies zu Spezies unterschiedlich.

So kommt es häufig zu einer chronischen Hypo- oder Hyperthermie (Zwart, 1964).

Außerdem sollte natürlich eine Tag-Nacht-Absenkung sowie eine Jahreszeiten-Simulation von Temperatur und Feuchtigkeit stattfinden. Eine Hibernation (Winterruhe) ist bei den tropischen Schlangenspezies wie Python regius und Boa constrictor bzw. Boa imperator nicht nötig, jedoch eine Trockenzeit zu simulieren. Der Verdauungsvorgang bei Riesenschlangen ist ein sehr energiezehrender Prozess und kann mehrere Monate Zeit benötigen.

Dies zeigt die Herzvolumenzunahme um mindestens 30% des Ausgangsvolumen, auch der Darmtrakt ist vielen Veränderungen wie Neubildung der Mucosa unterworfen. Um diesen anspruchsvollen Vorgang erfolgreich zu bewältigen zu können, sind die Haltungsbedingungen denen der natürlichen Begebenheiten anzugleichen. Da diese Spezies in den Tropen zu Hause sind ist dies auch in Terrarien nicht immer leicht zu simulieren. Hohe Luftfeuchtigkeit kann zu Pilzbefall im Terrarium führen, auch ist die Luftumwälzung nicht einfach zu simulieren. Für eine Niederschlagssimulation sind Sprenkleranlagen hilfreich. Eine zu einseitige wie auch zu häufige Fütterung ist eine weitere Ursache für Gicht bei den tropischen Schlangen. Es ist häufig, dass Besitzer die Fütterung als ein sehr spektakuläres Ereignis empfinden und daher zu oft die Fütterung durchführen. Die Fütterungsintervalle werden verkürzt und führt so langfristig zu einem Überangebot von Purin und Protein in der Ernährung, was wie oben beschrieben zu einem erhöhten Risiko einer Gicht führen kann. Mögliche Vitaminmangel durch einseitige Ernährung sind eine weitere Ursache, da sehr oft nur eine oder zwei Spezies von Nager verfüttert werden, was dem natürlichen Ernährungsspektrum, welches aus verschiedenen Nagern sowie Vögeln oder auch zum Teil aus Amphibien und Reptilien und auch bei juvenilen Schlangen aus Insekten besteht, nicht entspricht.

Häufige klinische Symptomatik sind Kachexie, Anorexie, Polydipsie, Schmerz im Nierenbereich oder Schleimbildung im Maul. Therapeutisch sind kausal die Haltungsbedingungen sowie die Ernährung zu optimieren sowie symptomatisch die Regulation des Wasser-, sowie Elektrolythaushalt durchzuführen, auch ist eine mögliche Therapie mittels Allopurinol (10-20mg/kg/d 1x täglich oral) möglich.

3.3.2. Thiaminmangel:

Ein Thiaminmangel ist die Folge von Fütterungsfehler gerade bei piscivoren (fischfressenden) Schlangen wie Strumpfbandnattern und Wassernattern. Es sind jedoch auch fischfressende Wasserschildkröten betroffen, die einseitig mit Fisch ernährt werden. Die Ursache ist vor allem die Verfütterung von rohem Fisch und kann auch als Folge von Langzeitantibiotikatherapien auftreten. Durch die Anwendung von oralen Antibiotika wird die Darmflora, die Vitamin B produziert negativ beeinflusst. Die Verfütterung von rohem Fisch wiederum ist durch die enthaltene Thiaminase problematisch und führt so langfristig zu einem Thiaminmangel.

Thiamin ist ein Vitamin aus dem Vitamin-B-Komplex, besteht aus einem Pyrimidin- und einem Thiazolring. Es wird über die Darmschleimhaut mittels Thiamintransporter aufgenommen. Durch das Enzym Thiaminpyrophosphokinase wird es zunächst zu Thiaminpyrophosphat (TPP, oder Thiamindiphosphat, TDP) umgewandelt. In dieser biologisch aktiven Form fungiert es als Coenzym der Pyruvatdehydrogenase E1, der α-Ketoglutarat-Dehydrogenase, der α-Ketosäure-Dehydrogenase und der Transketolase. Durch Pyruvatdehydrogenase-Komplex (PDC) wird in den Mitochondrien das Pyruvat zu Acetyl-Co umgebaut. TTP dient in diesem Enzymkomplex als Coenzym bei der Abspaltung von CO_2 und sorgt dafür das die aerobe Verwertung von Glucose (Kohlenhydraten) möglich wird (Nelson, Cox, & Lehninger, 2012, S. 567).

Die im rohen Fisch enthaltenen Thiaminasen sind Enzyme, die das Thiamin spalten und somit für den Körper unbrauchbar machen. Durch eine längerfristige Aufnahme von

17

Thiaminasen werden die Reserven im Körper an Thiamin aufgebraucht und führt so zu einem Thiaminmangel. Die möglichen Folgen sind eine Schädigung des zentralen Nervensystems mit Zerebrokortikalnekrosen führen.

Durch erhitzen des Fisches werden die Thiaminasen denaturiert und so zerstört und sind anschließend keine Gefahr mehr, den Thiamingehalt im Körper zu beeinflussen. Außerdem sollte bei fischfressenden Spezies auf eine Supplementierung von B-Vitaminen geachtet werden.

Auch kann das Einfrieren von Fisch zu einer Reduktion des Thiamins führen und auch zu einem Anstieg von Thiaminasen (Pees, 2015, S. 218).

Mögliche Symptome eines Thiaminmangels können abnorme Kopfhaltungen wie Opistothonus oder Gleichgewichtstörungen, kreiselnde Körperbewegung sein, Muskelzuckungen, Blindheit, Krämpfe oder schlaffe Lähmungen sein.

Die Therapie dieser Hypovitaminose besteht in parenteralen Gaben von Thiamin, was innerhalb von wenigen Tagen zu einer vollständigen Gensung der Tiere führen kann. Voraussetzung ist das noch keine irreversiblen Zerebrokortikalnekrosen entstanden sind (Mader & Divers, 2013, S. 393).

3.3.3. Biotinmangel:

Eine mögliche Fehlernährung kann vor allem bei Nahrungsspezialisten auftreten, da hier eine oftmals die Diät nicht so vielfältig angeboten werden kann und somit Fehler einen größeren negativen Effekt haben können. Dies trifft auch auf Eierschlangen (Dasypeltis) zu. Afrikanische sowie Indische Eierschlangen sind rein oviphag (eierfressend). Afrikanische Eierschlangen bevorzugen die Gelege von Webervögeln der Gattung Ploceus, für die sie in deren Nester in den Bäumen klettern. Im Unterschied zur Ernährung in freier Wildbahn werden in menschlicher Haltung im Terrarium meist unbefruchtete Eier, meist von Wachteln und Hühnern verfüttert. Unbefruchtete Eier enthalten im Eiklar Avidin, ein Protein, welches das Biotin fest binden kann und so dazu führt, dass das Biotin nicht mehr für den Organismus zur Verfügung steht, da die Resorption im Darm verhindert wird. In befruchteten Eiern ist der Gehalt an Avidin deutlich geringer, da das Eiklar entsprechend weniger vorhanden ist. Darüber hinaus enthalten befruchtete Eier im Embryo selbst Biotin. Biotin ist ein wasserlösliches Vitamin, das als prosthetische Gruppe in Enzymen fungiert.

Wichtigste Funktionen hat Biotin als Bestandteil von Carboxy-Transferasen. Bei der Pyruvat-Carboxylase wird im Rahmen der Gluconeogenese Pyruvat in ein Metaboliten des Zitronenzyklus verwandelt. Die Acetyl-CoA-Carboxylase katalysiert im Fettsäurestoffwechsel das Malonyl-CoA, welches als Startmolekül fungiert. Eine weitere Carboxylase, für die Biotin essentiell ist: Propionyl-CoA welches den Abbau von Valin, Isoleucin, Methionin und Threonin sowie von einigen Fettsäuren katalysiert. Die Methylcrotonoyl-CoA-carboxylase wiederum katalysiert den Abbau von Leucin.

Ein Biotinmangel äußert sich klinisch in Haut-, sowie Häutungsproblemen, Muskelzittern und allgemeine Muskelschwäche.

Prophylaktisch sollte also darauf geachtet werden, befruchtete Eier zu verwenden oder als Alternative Biotin-Supplementierung durchzuführen. Diese kann parenteral sowie oral erfolgen. Auch sollte versucht werden generell auch bei Nahrungsspezialisten ein breites Spektrum an Futter anzubieten. Im Falle von Eierschlangen sollte zumindest die Palette über normale Hühnereier hinausgehen und so keine einseitige Ernährung zu provozieren.

3.3.4. Häutungsprobleme/Blisterdisease

Dysekdysis (Häutungsprobleme) sind ein unspezifisches Symptom auf Grund von mehreren zumeist haltungsbedingten oder ernährungsbedingten Erkrankungen. Reptilien erneuern anders als Säugetiere nicht stetig die Haut sondern Häuten sich in einem kompakten Prozess. Die abgestreifte Haut wird bei Schlangen Natternhemd genannt. Diese kann in einem Stück erfolgen, so bei Schlangen und einigen Echsen. Jedoch verläuft der Vorgang bei den meisten Echsen und Schildkröten stückweise.

Häufige Grundursachen sind Hypothermie oder Hypothermie im Terrarium, zu feuchte oder zu trockene Luftfeuchtigkeit, fehlende Gegenstände für den Häutungsvorgang (Häutungshilfen), Infektionen oder Parasitosen, Leberschäden, Hypervitaminose A, Hypovitaminose C, unsachgemäße lokale Salbenbehandlung. Die Tiere zeigen dabei häufig Symptome wie unvollständige Häutungen oder eine Häutung in Fetzen. Auch entsteht oftmals eine Brillenbildung (Brillenretention), also eine unzureichende Häutung der obersten Schicht des Auges. Dies kann sogar dazu führen, dass im Verlauf der Häutungsschwierigkeiten auf den Augen mehrere verbleibende Schichten entstehen. Auch die Hemipenes können von den Häutungsproblemen betroffen sein und zu verstopften Penistaschen führen. Die Haut kann matt und faltig oder feucht, fragil und weich erscheinen. Außerdem können vor allem bei Vitamin-C-Mangel spontane Hautrisse entstehen. Hautblistern tritt durch zu feuchte Haltung (oft durch zu feuchtes Bodensubstrat) auf, dies sind Beteiligungen von Bakterien auf der Haut, die zu Dermatitiden führen. Auch hier ist die Suche nach der Kausalität Basis für eine Therapie, die je nach Schweregrad lokal und systemisch durchgeführt werden muss.

Als unspezifische Therapie und zur Unterstützung der Häutung können die Tiere 20-30 Minuten in lauwarmen Wasser gebadet werden. Es ist darauf zu achten, dass sich ausreichend Gegenstände im Terrarium befinden, die zur mechanischen Lösung der Hautfetzen genutzt werden können. Manuell können auch vorsichtig Teile der Haut gelöst werden. Wichtig ist dabei geduldig vorzugehen und auch die Versuche wiederholt durchzuführen.

Jedoch ist ein langfristiger Erfolg nur zu erwarten, wenn eine kausale Therapie durchgeführt wird.

4 Public Health: Zoonotische Aspekte bei der Haltung von Reptilien in menschlicher Obhut

Nachdem zuvor die Folgen von haltungsbedingten Fehlern auf die gehaltenen Tiere behandelt wurden, soll nachfolgend der Focus auf den Tierbesitzer gelegt werden. Bei der Haltung sind einige Dinge zu beachten die relevant in Bezug auf die Gesundheit des Tierbesitzers ist und somit Bestandteil von Public Health sind. Public health beschäftigt sich auch mit Infektionskrankheiten und hierbei spielen Zoonosen eine große Rolle. Die Zahl der in Terrarien gehaltenen Reptilien hat in den letzten Jahrzehnten deutlich zugenommen, und so steigt das Risiko potentieller auf den Menschen übertragenen Krankheiten und die daraus entstehende Bedeutung in Bezug auf Public Health.

Grundsätzlich ist das Risiko von Zoonosen als nicht hoch einzuschätzen, da allein schon die biologischen Unterschiede zwischen Menschen als homoiotherm und endotherm (gleichwarm) und Reptilien als poikilotherme Organismen einen großen seuchenmedinzinschen Unterschied machen. Die gleichwarme Körpertemperatur von ungefähr 37 Grad ist sozusagen das „Habitat" von Krankheitserreger beim Menschen. Die Erreger sind auf diese Temperatur adaptiert. Bei Reptilien wiederum sind die Körpertemperaturen circadian unterschiedlich, sogar circannual (Winterschlaf-Aktivitätsphasen) können große Unterschiede in der Körpertemperatur auftreten. Außerdem liegen die Temperaturen meist unter denen des Menschen. Die Krankheitserreger wie Bakterien und Viren sind also großen Veränderungen unterworfen.

Damit ist die Anzahl möglicher zoonotischer Erreger reduziert und auch unterschiedlich vom Spektrum im Vergleich zu den Infektionswegen von Säugetieren wie Hund und Katze zu Menschen.

Bei der Haltung Reptilien in menschlicher Obhut ist das Thema der Zoonosen unumgänglich und wird auch immer wieder in den Medien aufgegriffen. Reptilienhaltung wird immer wieder mit einem erhöhten Risiko von Zoonosen in Verbindung gebracht. Solche öffentlich ausgetragene Diskussionen entbehren jedoch oftmals der nötigen Sachlichkeit und Sachkenntnissen (Gumpenberger, 2000).

Von Terraristikgegnern werden daher Verbote der Reptilienhaltung gefordert um die Gefahr der Zoonosen zu vermindern, deren Auswirkungen und Gefahren laut Studien aber nicht bewiesen werden konnten (Hydeskov u. a., 2013). Auch kann oft der Anteil der Salmonellosen, die wirklich mit Reptilienhaltung in Verbindung stehen, nicht immer seriös festgestellt werden (Bertrand u. a., 2008).

Eine mögliche Zoonose stellen Salmonellen dar. Auch in freier Wildbahn können Reptilien Salmonellenträger sein. Dies wurde bei verschiedenen Spezies festgestellt (Volker Schmidt u. a., 2014).

Dabei werden deutlich mehr Salmonellen bei Echsen und Schlangen gefunden als vergleichsweise bei Schildkröten (Kölle, 2015).

Salmonellen stellen eine häufige physiologische Darmflora bei Reptilien fest, können jedoch auch als Pathogene wirken (Hassl, Pfleger, & Benyr, 2001) und klinisch erkranken (V. Schmidt u. a., 2013). Eine Infektion kann für den Menschen zu fiebrig und oft systemisch verlaufenden Typhus-, Paratyphus-Infektion mit Magen-Darm- sowie, neurologischen Symptomen, Osteomyelitis, Sepsis (Mestrovic, 2015) führen. Der häufigste Infektionsweg ist meist oral durch ungenügend oder gar nicht erwärmte oder unhygienisch gelagerte Lebensmittel. Auch eine direkte und indirekte Übertragung von Mensch zu Mensch ist möglich. Nach Angaben des Robert-Koch-Instituts treten Salmonelleninfektionen sporadisch auf. Für gesunde erwachsene Menschen soll die Infektionsdosis bei 10.000 bis 1000.000 Salmonellen liegen. Gerade für Menschen der YOPI-Gruppe (young, old, pregnant, immunocompromised people/junge, alte, schwangere, immungeschwächte Menschen).

Salmonellen sind gram-positive Bakterien, sie fermentieren Glukose, bilden Schwefelwasserstoff, reduzieren Nitrat zu Nitrit, bauen Propylenglykol ab und können Citrat als Kohlenstoffquelle nutzen (Mayr & Rolle, 2006)(Rolle & Mayr, 2007, S. 437). Sie dekaboxylieren Lysin und produzieren jedoch keine Urease (Mutschmann, 2012).

Die Klassifikation erfolgt nach molekularbiologischen Gesichtspunkten mittels DNA/DNA-Hybridisierung (Tindall, Grimont, Garrity, & Euzéby, 2005).

Die Virulenzfaktoren kommen bei der Adhäsion und Invasion zum Tragen und können in verschieden Ebenen unterteilt werden (Lee, Lin, Hall, Bearson, & Foster, 1995). Fimbrien der Salmonellen werden der Molmassen unterteilt und Salmonella Enteritidis Fimbrae (SEF) 14, 17,18, 21 'Salmonella Pathogenicity Island' benannt (SPI). Das Typ-3-Sekretionssystem (T3SS) kann verschiedene Funktionen eukaryontischer Zellen manipulieren (Finlay, Ruschkowski, & Dedhar, 1991). Eine der Folgen ist die Induzierung der Apoptoseaktivität der Makrophagen (Caspary, Kist, & Stein, 2006).

Ein Abwehrmechanismus stellt der Ferric-uptake-Regulator dar (Eddicks, 2006). Die Tenazität wird als hoch beschrieben, die Optimaltemperatur wird 37 Grad Celsius angegeben (Mayr & Rolle, 2006). In Aquarienwasser wird eine Überlebenszeit von sechs Wochen, in Reptilienkot von 115 Tagen genannt (Mutschmann, 2012).

Bei Temperaturen über 70 Grad Celsius, bei Sonnenlicht und gebräuchlichen Desinfektionsmittel werden Salmonellen abgetötet (Wendt, Waldmann, & Wendt, 2001).

Bekämpfung unter dem Gefrierpunkt wird als subletal angesehen (Head, Saunders, & Pickup, o. J.).

Die Salmonellose ist als Zoonose eine mögliche Gefahr für den Menschen, jedoch in Gefahrenpotential vergleichend mit anderen Gefahrenquellen (Lebensmitteln tierischer

Herkunft) zu beurteilen.

Hier zeigt sich, dass durch eine gute Hygiene das Risiko einer Salmonelleninfektion für den Menschen als gering anzusehen ist.

Jedoch ist bei Salmonellenbefall eines Bestands die Herkunft, die Eintrags wege, die Verbreitungswege zu analysieren (Meyer, 2004) und eine entsprechende Therapie nach Antibiogramm durchzuführen (Mader, 2005).

Eine weitere mögliche Zoonose ist eine Infektion des Menschen mit Mykobakterien. Hierbei kann es sich um Mycobacterium marinum, M. chelonae, oder M. thamnopheus handeln. Diese gehören zu Gruppe der MOTT (Mycobacteria Other Than Tuberculosis). Mykobakterien sind ubiquitär vorkommende Bakterien, welche bevorzugt im Wasser vorkommen. Daher treten Infektionen meist bei aquatilen Reptilien auf. Meist sind Wasserschildkröten betroffen.

Die Mykobakterien führen zu einer extrazellulärer Proliferation und in Folge zu einer verkäsenden Entzündung, die in Nekrosen enden. Diese Nekroseherde und Granulome sind typisch für Mykobakterien und bestehen aus Infiltraten von Heterophilen und Makrophagen, die abgekapselte Areale schaffen und sich so sehr effektiv dem Immunsystem des Tieres entziehen. Darüber hinaus neigen diese Bakterien zu Streuung in verschiedene Organsysteme und können dort schwere Schäden verursachen.

Klinisch zeigen die Tiere lokale Umfangsvermehrungen oder Ulzerationen und zeigen häufig Anorexie, Apathie und typischerweise Auszehrung.

Eine erfolgreiche medikamentöse Therapie ist nicht bekannt. Eine Amputation von betroffenen Körperteilen kann erfolgreich sein, wenn noch keine Streuung stattgefunden hat. Jedoch ist auf Grund des Zoonosepotentials eine Euthanasie des Tieres zu erwägen. Auch sollten Gegenstände, Zubehör und Terrarium der Tiere sehr sorgfältig mit tuberkuloziden Desinfektionsmitteln behandelt werden (Pees, 2015, S. 326).

23

5 Literatur

Baumgartner, R., & Gabrisch, K. (2008). *Krankheiten der Heimtiere*. Schlütersche.

Bertrand, S., R, R.-F., Fx, W., W, R., L, T., J, P., … M, H. (2008). Salmonella infections associated with reptiles: the current situation in Europe. *Euro Surveillance : Bulletin Europeen Sur Les Maladies Transmissibles = European Communicable Disease Bulletin, 13*(24), 717–727.

Carman, E. N., Ferguson, G. W., Gehrmann, W. H., Chen, T. C., & Holick, M. F. (2000). Photobiosynthetic Opportunity and Ability for UV-B Generated Vitamin D Synthesis in Free-Living House Geckos (Hemidactylus turcicus) and Texas Spiny Lizards (Sceloporus olivaceous). *Copeia, 2000*(1), 245–250.

Caspary, W. F., Kist, M., & Stein, J. (2006). *Infektiologie des Gastrointestinaltraktes*. Springer Science & Business Media.

Dantzler, W. (o. J.). Effect of metabolic alkalosis and acidosis on tubular urate secretion in water snakes | AJP Legacy. Abgerufen 23. April 2017, von http://ajplegacy.physiology.org/content/215/3/747

Eddicks, M. (2006). Überprüfung der Verträglichkeit des Salmonella Typhimurium – Lebendimpfstoffes Salmoporc® bei oraler Anwendung für drei Tage alte Saugferkel unter Berücksichtigung der Ausscheidung, Persistenz und Immunogenität des Impfstamms. *ResearchGate*. Abgerufen von http://www.researchgate.net/publication/279639818_berprfung_der_Vertrglichkeit _des_Salmonella_Typhimurium__Lebendimpfstoffes_Salmoporc_bei_oraler_Anw endung_fr_drei_Tage_alte_Saugferkel_unter_Bercksichtigung_der_Ausscheidung_ Persistenz_und_Immunogenitt_des_Impfstamms

Finlay, B. B., Ruschkowski, S., & Dedhar, S. (1991). Cytoskeletal rearrangements accompanying salmonella entry into epithelial cells. *Journal of Cell Science, 99 (Pt 2)*, 283–296.

Göbel, T. (2009). Metabolic Bone Disease (MBD) bei Reptilien. *veterinär spiegel, 19*(04),

180–186. https://doi.org/10.1055/s-0029-1240596

Göbel, T., & Ewringmann, A. (2005). *Heimtierkrankheiten: Kleinsäuger, Amphibien, Reptilien* (1. Aufl.). Stuttgart: UTB GmbH.

Gumpenberger, M. (2000). Mitt. Österr. Ges. tropenmed. Parasitol. *Reptilien und salmonellen aus vetrinärmedizinischer Sicht, 22,* 55–58.

Hassl, A., Pfleger, S., & Benyr, G. (2001). Mitt. Österr. Ges. Tropenmed. Parasitol. *Salmonellen-Infestationen in Amphibien und Reptilien, 23.*

Head, I. M., Saunders, J. R., & Pickup, R. W. (o. J.). Microbial Evolution, Diversity, and Ecology: A Decade of Ribosomal RNA Analysis of Uncultivated Microorganisms. *Microbial Ecology, 35*(1), 1–21. https://doi.org/10.1007/s002489900056

Hoppmann, E., & Barron, H. W. (2007). Dermatology in Reptiles. *Journal of Exotic Pet Medicine, 16*(4), 210–224. https://doi.org/10.1053/j.jepm.2007.10.001

Hydeskov, H. B., Guardabassi, L., Aalbæk, B., Olsen, K. E. P., Nielsen, S. S., & Bertelsen, M. F. (2013). Salmonella Prevalence Among Reptiles in a Zoo Education Setting. *Zoonoses and Public Health, 60*(4), 291–295. https://doi.org/10.1111/j.1863-2378.2012.01521.x

Kim Oliver Heckers - hundkatzepferd. (o. J.). Abgerufen 22. April 2017, von http://www.hundkatzepferd.com/medical/7977/Kim-Oliver-Heckers.html

Köhler, G., Grießhammer, K., & Schuster, N. (2013). *Bartagamen: Biologie, Pflege, Zucht, Erkrankungen, Zuchtformen* (2. Auflage.). Offenbach: HERPETON.

Kölle, P. (2000). *Krankheiten des Harntraktes bei europäischen Landschildkröten.*

Kölle, P. (2013). *Die Schildkröte: Heimtier und Patient* (Auflage: 1). Enke.

Kölle, P. (2015). *Echsen und Schlangen: Heimtier und Patient* (1. Aufl.). Enke.

Lee, I. S., Lin, J., Hall, H. K., Bearson, B., & Foster, J. W. (1995). The stationary-phase sigma factor sigma S (RpoS) is required for a sustained acid tolerance response in virulent Salmonella typhimurium. *Molecular Microbiology, 17*(1), 155–167.

Mader, D. R. (2005). *Reptile Medicine and Surgery* (Auflage: 2 Revised). St. Louis, Mo.: Elsevier Ltd, Oxford.

Mader, D. R., & Divers, S. J. (2013). *Current Therapy in Reptile Medicine and Surgery - E-Book*. Elsevier Health Sciences.

Mayr, A., & Rolle, M. (2006). *Medizinische Mikrobiologie, Infektions- und Seuchenlehre* (Auflage: 8., überarb. Aufl.). Stuttgart: MVS Medizinverlage Stuttgart.

Mestrovic, T. D. (2015, August 3). Salmonellen Geschichte. Abgerufen 12. August 2015, von http://www.news-medical.net/health/Salmonella-History-(German).aspx

Meyer, C. (2004). *Qualitative und quantitative Risikofaktoren für die Einschleppung und Verbreitung von Salmonellen in unterschiedlichen Produktionsverfahren beim Schwein*. Inst. für Tierzucht und Tierhaltung.

Mutschmann, F. (2012). Reptilia. *Salmonellen bei Amphibien und Reptilien- Die Bedeutung von Terrarientieren als Infektionsquellen für den Menschen*, (17(6)), 24–40.

Nelson, D. L., Cox, M. M., & Lehninger, A. L. (2012). *Lehninger Principles of Biochemistry: 6th Edition* (6th ed. 2013). New York: WH Freeman.

Paterson, S. (2008). *Skin Diseases of Exotic Pets*. John Wiley & Sons.

Pees, M. (2015). *Leitsymptome bei Reptilien: Diagnostischer Leitfaden und Therapie* (1. Aufl.). Stuttgart: Enke.

Schmidt, V., Marschang, R. E., Abbas, M. D., Ball, I., Szabo, I., Helmuth, R., … Pees, M. (2013). Detection of pathogens in Boidae and Pythonidae with and without respiratory disease. *The Veterinary Record, 172*(9), 236. https://doi.org/10.1136/vr.100972

Schmidt, V., Mock, R., Burgkhardt, E., Junghanns, A., Ortlieb, F., Szabo, I., … Krautwald-Junghanns, M.-E. (2014). Cloacal aerobic bacterial flora and absence of viruses in free-living slow worms (Anguis fragilis), grass snakes (Natrix natrix) and

European Adders (Vipera berus) from Germany. *EcoHealth, 11*(4), 571–580.

    https://doi.org/10.1007/s10393-014-0947-6

Schmidt-Nielsen, B. (o. J.). Renal ultrastructure and excretion of salt and water by three

    terrestrial lizards | AJP Legacy. Abgerufen 23. April 2017, von

    http://ajplegacy.physiology.org/content/211/2/476

Schneller, P., & Pantchev, N. (2011). *Parasitologie bei Schlangen, Echsen und*

    Schildkröten: Ein Handbuch für die Reptilienhaltung (Auflage: 2., Aufl.).

    Frankfurt, M.: Chimaira.

Spectral irradiance of fluorescent lamps and their efficacy for promoting vitamin D

    synthesis in herbivorous reptiles. (o. J.). Abgerufen 22. April 2017, von

    http://elibrary.ru/item.asp?id=5402861

Tindall, B. J., Grimont, P. a. D., Garrity, G. M., & Euzéby, J. P. (2005). Nomenclature and

    taxonomy of the genus Salmonella. *International Journal of Systematic and*

    Evolutionary Microbiology, 55(Pt 1), 521–524. https://doi.org/10.1099/ijs.0.63580-

    0

Wendt, K.-H. W. M., Waldmann, K.-H., & Wendt, M. (2001). *Lehrbuch der*

    Schweinekrankheiten. Berlin: Parey.

Zwart, P. (1964). Studies on Renal Pathology in Reptiles. *Pathologia Veterinaria, 1*(6),

    542–556. https://doi.org/10.1177/030098586400100607

BEI GRIN MACHT SICH IHR WISSEN BEZAHLT

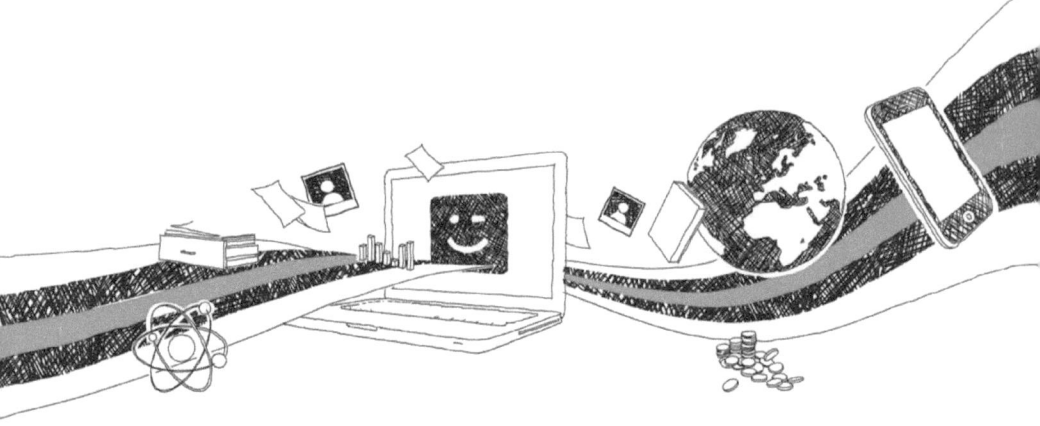

- Wir veröffentlichen Ihre Hausarbeit,
  Bachelor- und Masterarbeit

- Ihr eigenes eBook und Buch -
  weltweit in allen wichtigen Shops

- Verdienen Sie an jedem Verkauf

Jetzt bei www.GRIN.com hochladen und kostenlos publizieren

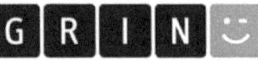